Dr DUROY

De la Médication Iodurée

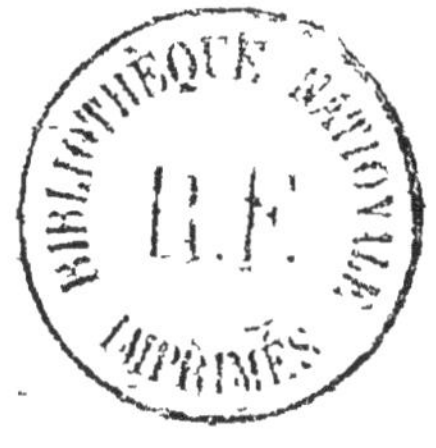

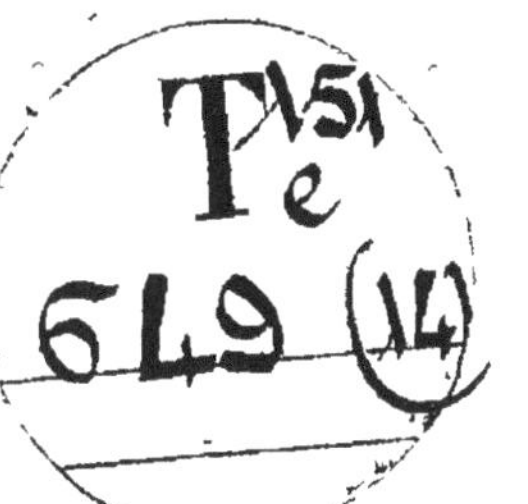

PARIS

Dr DUROY

De la Médication Iodurée

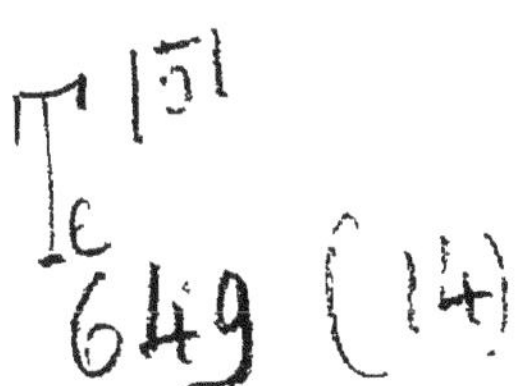

PARIS

DE LA

MÉDICATION IODURÉE

Il est peu de médicaments plus employés en thérapeutique que ne l'est l'Iodure de potassium ; il en est peu dont les résultats soient plus certains.

Mais, si le nombre des malades passibles de la médication iodurée est considérable, très grand est aussi le nombre de ceux qui ne supportent que difficilement cette médication. Chaque jour, dans sa pratique, le médecin rencontre des malades auxquels l'iodure de potassium est formellement indiqué, mais chez lesquels les accidents d'iodisme le rendent intolérable.

Aussi, l'une des préoccupations constantes du praticien est-elle de pouvoir administrer l'iodure aussi longtemps et à telles doses que le comporte l'affection dont le malade est atteint, sans que l'organisme du malade ait à en souffrir. C'est là un des problèmes assurément les plus délicats de la pratique médicale.

Pour arriver à le résoudre, il est utile d'avoir toujours bien présente à l'esprit, d'une part, l'action physiologique de l'iodure de potassium, action employée dans un but thérapeutique, et, d'autre part, son action toxique sur l'organisme.

Les iodures s'absorbent et s'éliminent avec une extrême facilité.

Les voies d'absorption usitées en thérapeutique sont la voie muqueuse et la voie sous-cutanée, celle-ci rarement employée.

Les muqueuses gastriques absorbent admirablement les iodures. Cinq minutes après l'ingestion de l'iodure, on le retrouve dans les urines, dans la salive, dans le mucus nasal; toute la dose absorbée serait éliminée dans les vingt-quatre heures. Les doses fractionnées s'élimineraient plus rapidement que les doses massives.

Cette facilité d'absorption, cette rapidité d'élimination font aisément concevoir combien sont nécessaires l'intégrité de la muqueuse gastro-intestinale, et l'intégrité du rein et de sa fonction, pour obtenir de l'iodure toute son action thérapeutique.

Cette action peut se résumer ainsi, sans que nous ayons besoin d'insister sur son mécanisme, qui n'est d'ailleurs pas encore parfaitement élucidé : action *résolutive*, puissante; action *tonique vasculo-cardiaque*.

Cette action physiologique a été appliquée à la curation de nombreux états morbides, et il est reconnu qu'elle se fait d'autant plus énergique que l'iodure est mieux absorbé et mieux éliminé; les effets thérapeutiques de l'iodure sont certainement retardés ou amoindris par l'iodisme.

C'est que, d'après des expériences nombreuses et en particulier celles de Ehlers, l'iodisme est dû à une insuffisance d'élimination de l'iode absorbé;

d'une façon générale, l'iodisme apparaît lorsque le rein n'élimine pas au moins 50 pour 100 de l'iode introduit dans l'organisme.

Quand on sait la rapidité avec laquelle l'iodure s'élimine, on n'est plus étonné de voir comment peuvent apparaître les accidents de l'iodisme dans un temps très court, chez des sujets prédisposés : *fluxion congestive* et *catarrhe de la pituitaire, de la conjonctive*, etc., pouvant envahir toutes les voies respiratoires, *salivation plus ou moins abondante*, *angines*, *éruptions acnéiques* plus ou moins confluentes, *céphalalgie*, *fièvre*, *complications rénales*, tous ces accidents peuvent survenir rapidement et avec une intensité variable suivant les individus, et dès les premières doses.

Ce sont là des accidents de l'élimination, mais il y a aussi les accidents de l'absorption, produits par le contact de l'iodure sur les muqueuses : tels sont les *troubles digestifs*, *douleurs gastro-intestinales*, *chaleur*, *brûlures de l'estomac et diarrhée* après l'administration de fortes doses.

Contre tous ces accidents qui viennent nuire à l'action thérapeutique si efficace, si nécessaire de l'iodure, le médecin se trouve souvent désarmé; aussi, est-ce lui rendre un immense service que de lui fournir des armes lui permettant en tout état de cause de recourir au médicament indiqué.

Le problème était le suivant : empêcher les accidents d'absorption (troubles gastro-intestinaux); empêcher les accidents d'élimination (iodisme); empêcher les troubles dus parfois à l'action thérapeutique elle-même (dépression, asthénie).

La question a été résolue par
l'emploi de l'**IODURINE.**

IODURINE

L'*Iodurine granulée*, parfaitement assimilable, ne provoque aucune douleur gastrique, même absorbée à haute dose. Avec elle, les accidents de l'iodisme sont évités. Enfin, elle combat l'action dépressive de l'iodure, tout en lui conservant ses propriétés toniques vasculo-cardiaques et résolutives.

L'*Iodurine* est donc particulièrement indiquée chez les sujets les plus susceptibles à la médication iodurée et chez ceux auxquels cette médication, employée à hautes doses et longtemps prolongées, est nécessaire.

On l'emploiera ainsi dans le traitement de la *syphilis*, où l'on n'a pas à craindre avec l'*Iodurine* l'action dépressive de l'iodure, non plus que son action irritante sur les voies digestives dont l'intégrité est si nécessaire. Avec l'*Iodurine*, on pourra arriver sans inconvénients aux doses les plus élevées d'iodure.

De même, l'*Iodurine* sera indiquée dans le traitement de l'*asthme* et dans celui des *affections cardio-vasculaires*, où le traitement doit être longtemps prolongé et où l'intégrité des voies digestives est non moins nécessaire que dans la syphilis, en raison du retentissement que peuvent avoir sur la circulation pulmonaire et sur la circulation générale, les troubles gastriques.

Pour les mêmes raisons, l'*Iodurine* sera employée dans tous les cas de *rhumatisme chronique*, d'*arthropathies chroniques*, d'*adénites chroniques*, dans les manifestations de la *scrofulo-tuberculose*.

Enfin, il est des cas où la médication iodurée est indiquée à très hautes doses, tels sont certains faits de *psoriasis* et les manifestations de l'*actynomicose*; dans ce cas, l'*Iodurine* sera employée avec succès.

Mode d'administration. — Doses.

L'*Iodurine* est dosée à raison de 50 centigr. d'iodure par cuillerée à café.

Les doses varieront suivant les indications formulées par le médecin, de 2 à 6 cuillerées à café par jour en moyenne, et plus, dans les cas particuliers.

L'*Iodurine* s'administre un peu avant le repas, dans de l'eau, de la bière ou de l'eau de Vichy.

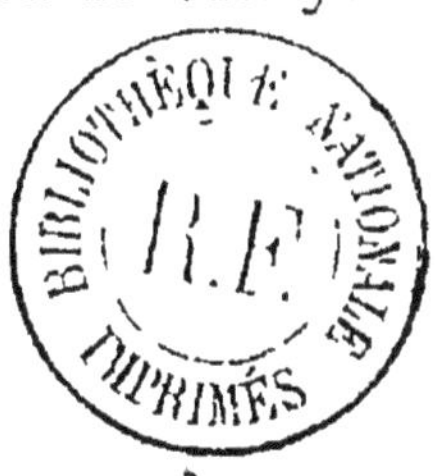

Pharmacie **LIMOUSIN**

2 *bis*, RUE BLANCHE, 2 *bis*, PARIS

Et les pharmacies de France et de l'étranger.

MACON, PROTAT FRÈRES, IMPRIMEURS.

www.ingramcontent.com/pod-product-compliance
Ingram Content Group UK Ltd.
Pitfield, Milton Keynes, MK11 3LW, UK
UKHW020501220726
13923UKWH00006B/2687